Lebmer
stifié.
P. 1784.

T⁶ᵇ
ᵇ
17

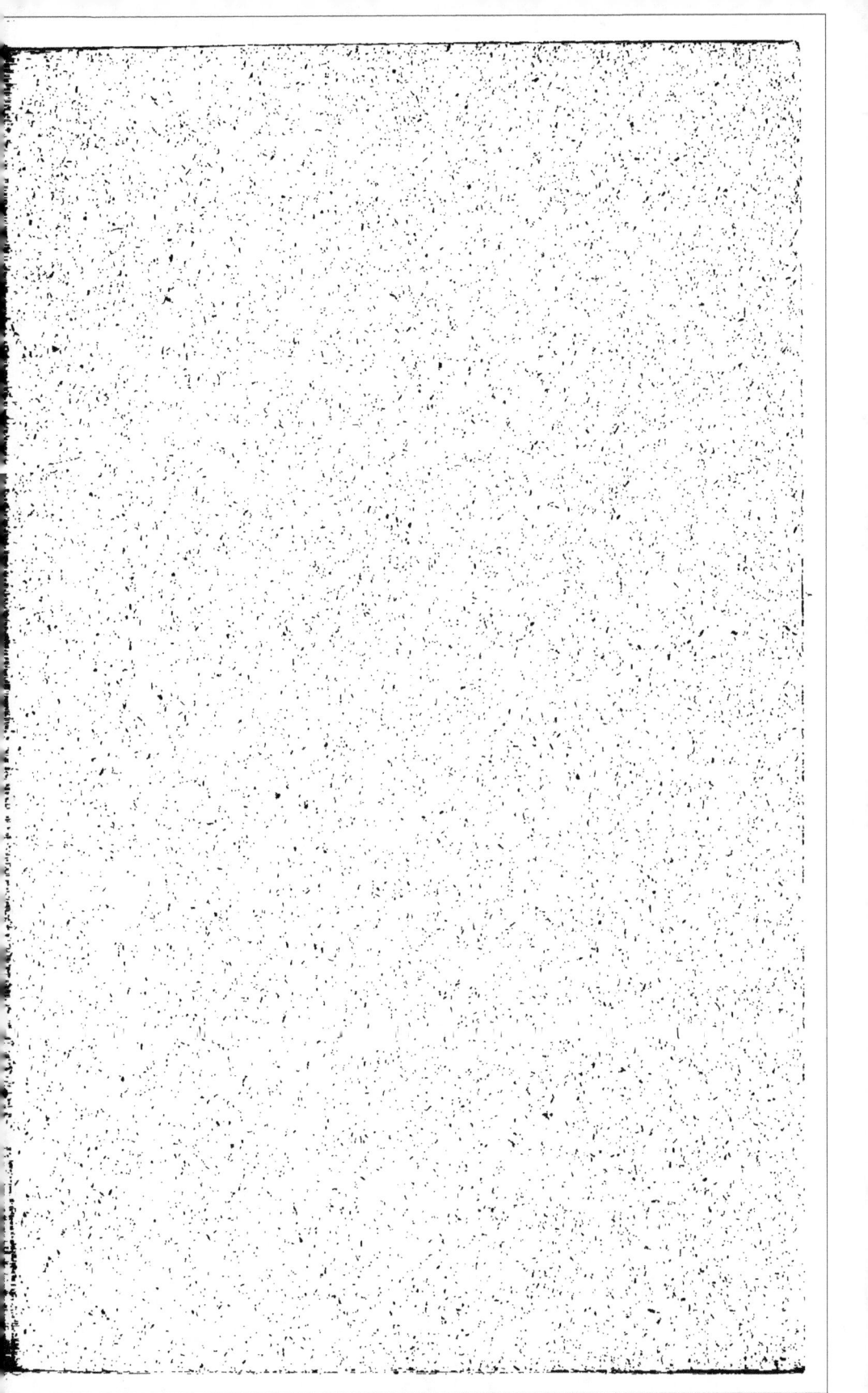

MESMER

JUSTIFIÉ.

---

*Totus mundus conflat & positus est in magnetismo ; omnes sublunarium
vicissitudines fiunt per magnetismum ; vita conservatur magnetismo ;
interitus omnium rerum fiunt per magnetismum.*

Sebast. WIRDIG, Med. d. nova Medicina spirituum,
Hamburgi. 1673. pag. 178.

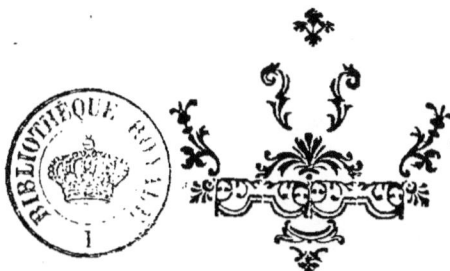

A CONSTANCE,

Et se trouve à PARIS,

Chez les Libraires qui vendent les Nouveautés.

===

M. DCC. LXXXIV.

MESMER JUSTIFIÉ.

C'EST en vain que l'incrédulité, le pyrrhonisme tout hérissé d'arguments, la triste raison & le vieux bon-sens s'efforcent tour-à-tour d'ébranler les fondements de l'édifice que l'immortalité prépare à Mesmer ; ce grand Homme peut dire avec plus de raison qu'Horace : *Exegi monumentum ære perennius.*

En effet, y a-t-il rien de plus glorieux que le concours brillant d'hommes, de chevaux, de voitures, ce tourbillon, ce fracas qui plaît tant, qui regne du matin au soir chez M. Mesmer ? Que l'on compare ce mouvement continuel à ces graves assemblées de Médecins, à ces consultations muettes, qui ressemblent à des méditations

A

ſur la mort ; qui pourroit balancer ſur le choix ? D'un côté, ce ne ſont que des objets bruyants ou merveilleux ; de l'autre, des objets ſombres ou ſiniſtres, un appareil effrayant, des mots entrecoupés d'un langage étrange, des coups d'œil farouches jettés par fois par des hommes vêtus de noir ſur le malade épouvanté, des drogues ameres & dégoûtantes : ici, au contraire, le Médecin en habit lilas ou pourpre, où l'aiguille a peint les fleurs les plus brillantes, tient à ſa malade les propos les plus conſolants ; ſes bras mollement enlacés la ſoutiennent dans ſon ſpaſme, & ſon œil ardent & tendre exprime le deſir qu'il a de la ſoulager. L'épouvantable Pharmacie en eſt à jamais chaſſée ; le cryſtal d'une onde pure y remplace ſes poiſons, & la dextérité à le porter vers une bouche de roſe lui donne tout ſon effet.

La maiſon de M. Meſmer eſt comme le Temple de la Divinité, qui réunit tous les états ; on y voit des Cordons bleus, des Abbés, des Marquiſes, des Griſettes, des Militaires, des Traitants, des Freluquets, des Médecins, des jeunes Filles, des Accoucheurs, des Gens d'efprit, des Têtes à perruqne, des Moribonds, des Hommes forts & vigoureux, &c; tout y annonce un attrait, un pouvoir inconnu, des barreaux magnétiques, des baquets fermés, des baguettes, des cordages, des arbuftes fleuris & magnétifés, divers inf-truments de Mufique, entr'autres l'Har-monica, dont les tons flûtés éveillent celui-ci, donnent un léger délire à celui-là, excitent le rire, & quelquefois les pleurs; joignez à ces objets des tableaux allégoriques, des caracteres myftiques, des cabinets matelaffés, des lieux deftinés aux crifes, des cris, des hoquets, des extafes imprévues, &c. &c. &c. On eft forcé de convenir que ce nouveau genre de fpectacle eft très - piquant, & qu'il ne falloit rien moins que le plus fort génie pour le produi-re. Aufli ne trouve-t-on chez M. Mefiner que des êtres livrés au plaifir ou à l'efpé-rance; les malades eux-mêmes y devien-nent rayonnants, y prennent un air de gaieté, de fraîcheur; les figures jaunes s'y éclairciffent; les yeux y parlent, & jufqu'au filence, tout y eft expreffif & comme furnaturel. Il eft vrai que ce filence fe trouve quelquefois interrompu tout-à-coup par des crifes bruyantes; c'eft une convulfion qui prend à une perfonne; on eft cinq ou fix pour la tenir; mais cela ne dure pas : on appelle M. Mefmer, qui, le plus fouvent occupé à contempler les aftres, fonde la nature, la prend fur le fait, & ne paroît pas ; mais une foule de fes difciples, revêtus du pouvoir de leur maître, le remplacent, s'emparent de la malade, calment peu-à-peu la fougue impétueufe de fes nerfs, & femblent commander à la nature, étonnée de fe voir vaincue pour la premiere fois ; & tout le monde fort de ce Temple avec une nouvelle dofe ou de vie, ou de fanté, ou de gaieté, ou de ra-viffement.

Auffi, dans la fociété, connoît-on ceux qui vont facrifier au Dieu de ce Temple. « Je vous fais mon compliment, leur dit-» on ; vous vous portez à ravir ; on voit » bien que vous avez été chez Mefmer ;

» vous êtes radieux : c'eſt un homme éton-
» nant que ce Meſmer ».

On croiroit peut - être que c'eſt une
illuſion , tant les effets ſont miraculeux ;
cependant c'eſt **M**. le Comte de ***, premier adepte , & dont tout le monde connoît le mérite , qui vous le certifiera ; c'eſt
Madame la Comteſſe de ***, qui n'eſt ni
folle , ni extravagante , ni enthouſiaſte ;
c'eſt **M**. le Marquis de ***, dont la tête
eſt très-ſaine ; c'eſt **M**. le Chevalier de ***,
tous gens de la premiere qualité & du
premier mérite , qui l'atteſteront. On ſait
qu'aujourd'hui la Nobleſſe s'occupe , pendant la paix , des hautes ſciences, & qu'elle
y réuſſit à merveille : elle dit en parlant de
Meſmer : *Deus nobis hæc otia fecit.*

Mais tout le monde n'eſt pas également
propre à participer aux myſteres du magnétiſme, ou à les ſaiſir. Il y a pluſieurs
claſſes d'inities , celle des vrais adeptes, &
celle des ſimples néophites. On ne peut
être admis dans aucune qu'après un léger
ſacrifice de cent louis : mais que ne don-
neroit-on pas pour acquérir la vraie ſcience

qui vaut feule un tréfor. Auffi du moment qu'on les a donnés & qu'on eft admis, on éprouve une nouvelle exiftence ; le magnétifme agiffant principalement fur les nerfs, & les nerfs étant le principe de toute fenfation, on eft le maître en quelque forte de choifir celle qui plaît le plus, & ordinairement on préfere les plus délicieufes.

Témoin plufieurs fois de ces prodiges, je ne peux me difpenfer de révéler à mon Lecteur de quelle maniere ils s'opèrent.

Le tout fe fait par l'opération d'un principe inconnu. Le point capital pour fon action, c'eft une volonté forte & déterminée de la part de l'agent, & une difpofition heureufe ou une foumiffion aveugle de la part du patient ; fans cette double condition, point d'effet, ou prefque point, ou bien il faut au premier une force de tenfion extraordinaire.

On conçoit bien qu'on ne parle que des êtres animés ; car lorfqu'il eft queftion de magnétifer un arbre, par exemple, la volonté de l'agent fuffit : mais alors il faut une volonté qui augmente & du double & du

triple, & M. Mefmer prouve par fes principes qu'elle eft toujours en raifon des
maffes; c'eft un mouvement magnétique
convulfif & furnaturel, dont tout le monde
n'eft pas capable, & qui paroît jufqu'ici
n'être réfervé qu'à l'incomparable Mefmer.
Il eft quelquefois obligé de fe monter fur
ce ton, lorfqu'il s'agit de produire des effets
fur les incrédules; car alors il a à combattre
non-feulement les mouvements défordon-
nés des machines animées, mais encore
une volonté contraire, ce qui augmente
prodigieufement les difficultés. Voilà pourquoi bien des perfonnes qui n'ont pas la
foi, oui la foi, n'éprouvent pas ce qu'elles
éprouveroient à coup sûr, fi elles l'avoient.

Mais lorfque la volonté eft établie de
part & d'autre, les effets font immanquables
& miraculeux. Quand les deux corps animés s'approchent, la puiffance impérieufe
de l'un agit fi étonnamment fur celle de
l'autre, que rien ne peut les arrêter. Cette
puiffance eft fi forte chez M. Mefmer, qu'il
peut magnétifer en faifant toucher le bout
de fa canne : tantôt c'eft une chaleur douce

qui pénetre jufqu'à l'ame ; ici c'eſt un chatouillement vif prefque douloureux ; là c'eſt une fenfation délicieufe qui reſſemble à la plus parfaite ivreſſe. Voilà pourquoi, en général, les dévotes, les meres qui connoiſſent les difpofitions trop tumultueuſes de leurs filles, ne les conduifent pas au magnétifme animal ; mais elles ne font pas attention ou ne favent pas qu'il y a chez M. Mefmer, qui a tout prévu, des baquets pleins d'eau dans toutes les falles, & de quoi calmer toute forte de mouvements, c'eſt-à-dire, des barreaux de fer, des cordages, le fon de certains inſtruments qui intervertiſſent à volonté toutes les fenfations. Du refte, on fe paſſe très-bien de la vifite de ces dévotes, dont les alarmes ridicules ou les propos feroient capables peut-être de tout gâter. Cependant j'ai fu qu'il y en a quelques-unes, fur-tout des convulfionnaires *margouilliſtes*, qui y viennent ; car tout le monde veut tâter enfin du magnétifme animal.

J'ai dit que, lorfque la volonté eſt forte & bien montée de part & d'autre, l'effet

eſt immanquable, qu'il y aît différence, ou
non, de ſexe, d'âge, de condition, de
tempérament, &c. Mais il ne ſuffit pas
d'avoir cette volonté ; il faut ſavoir encore
la diriger, pour agir efficacement ſur tel
ou tel organe ; il faut connoître parfaitement les poles du corps humain & les principaux équateurs. Le premier des poles,
eſt celui du milieu, qui eſt le centre de
réunion des plus fortes ſenſations opérées
au moyen du magnétiſme. Son ſiége principal eſt la foſſette. On a prétendu pendant
quelque temps, parmi les adeptes, qu'il y
avoit deux foſſettes magnétiques, celle du
cœur, & une autre, qui avoient toutes
deux beaucoup de puiſſance. C'eſt une
mauvaiſe difficulté qu'avoit fait naître
M. Deſlon, & qui a même donné lieu à
quelques plaiſanteries parmi les jeunes néophites ; mais c'eſt toujours indécent & très-
mal-adroit de plaiſanter ſur une matiere
grave. En attendant que cette affaire ſoit
tirée au clair, ne parlons que de la foſſette
du cœur. Le diaphragme placé deſſous doit
être conſidéré comme l'organe immédiat

de ce pole, qui eſt le premier & le principal de chaque individu, le centre & la
réunion de toutes les ſenſations. A ce ſujet
un des faux-freres qui étoit déguiſé, &
qu'à ſa mine j'ai reconnu Médecin, a dit
avec un ſourire malin, qu'autrefois la Caze,
Médecin Béarnois, avoit imaginé ce ſyſ-
tême. Comme c'étoit un blaſphême, on
lui a donné la chaſſe, & il ne revient plus,
quoiqu'il eût donné cent louis. Antoine (1)
s'eſt arrangé avec lui pour lui en rendre
une partie ; ils ont long-temps diſputé à la
porte ; enfin nous en ſommes débarraſſés,
Dieu merci ; il nous auroit fait devenir fous ;
à tous momens il faiſoit des objeſtions,
des arguments, & déconcertoit le pauvre
M. Meſmer.

Le pole diaphragmatique répond donc
à ce qu'on appelle la foſſete du cœur, &

---

(1) Antoine eſt un garçon fort intelligent qui remplace
très-bien M. Meſmer. Il magnétiſe ſupérieurement, &
les Dames le préferent aux autres adeptes. Il a vu tant
de fois magnétiſer ſon maître, qu'il eſt devenu très-expert
lui-même. Mais il a tant magnétiſé depuis quelque temps,
que le pauvre garçon en eſt tombé malade.

fe prolonge le long des côtes, de droit &
de gauche ; il étend fa puiffance jufqu'au
nombril, & fur les parties que les Médecins appellent les hypocondres. C'eft-là
le fiege ordinaire des obftruétions, de la
maladie noire, des amas de bile. Les hypo-
condriaques, les atrabilaires, font fujets à
avoir le pole (qu'on appelle encore le pole
noir) fort engorgé, & c'eft celui fur
lequel M. Mefmer fait arrêter le plus long-
temps, & fixe l'attention de fes éleves.
C'eft auffi le plus difficile à maîtrifer & à
tenir libre. Ce pole eft quelquefois fujet à
des fougues qu'on a toutes les peines du
monde à calmer. J'ai vu plufieurs fois M.
Mefmer, d'impatience, faire ouvrir les
cuviers, & y plonger les malades dans
l'eau. Il fait ordinairement trois ou quatre
leçons fur le pole noir, & remarque que
lorfqu'on eft le maître de celui-ci, on ne
doit plus s'embarraffer des autres.

Le deuxieme pole du corps humain eft
celui fur lequel M. Mefmer fait le myftérieux, ou du moins fur lequel il ne s'eft
expliqué qu'à demi & vis-à-vis de certains

adeptes ; mais il nous a promis des chofes extrêmement curieufes fur celui-là. Il a les plus fortes raifons d'en faire un myftere jufqu'au jour de l'illumination. J'ai foupçonné que c'étoit là feconde foffette qui avoit été d'abord un fujet de conteftation parmi les adeptes.

Le troifieme pole eft celui du fein, chez les femmes. C'eft encore un pole fur lequel M. Mefmer eft très-réfervé ; cependant il nous en a dit quelque chofe. Il exige un contact léger & délicat ; il s'étend fur toute l'étendue de la poitrine jufqu'à la lévre inférieure fupérieurement, & jufqu'au pole noir inférieurement. On agit avec précaution fur ce pole, dans les mêmes affections dont on vient de parler, & fur-tout dans les engorgemens de la partie.

Un des principaux adeptes de Mefmer, qui a propagé fa méthode à Bordeaux, & qui paroît plus avancé que tous les autres, dans la connoiffance de ce pole, il en connoît toute l'étendue, les reffources & les radiations, en magnétifant une jeune perfonne, qu'il ne croyoit pas aguerrie au magnétifme animal, lorfqu'il fut parvenu au centre de ce pole, il lui demanda d'un air troublé : « Ne fentez-vous rien, Mademoifelle ? Et vous, mon Pere, lui dit-elle » ? Cette réponfe le déconcerta. Je ne fais comment la fcène finit ; mais je fais bien que lorfque ces fortes de rencontres ont lieu, les adeptes les plus expérimentés fe trouvent fouvent en défaut ; ils aiment mieux avoir à faire en général à des perfonnes parfaitement neuves.

Le quatrieme pole eft la bouche, dont le centre eft l'ouverture, & qui s'entend jufqu'au pole noir, chez les hommes, jufqu'au fein inclufivement chez les femmes, & jufqu'au nez dans l'un & l'autre fexe. C'eft en agiffant en même-temps fur celui-ci, & fur le pole diaphragmatique, ainfi que fur celui qui refte à connoître, qu'on produit les évacuations néceffaires, & qui font tant de bien aux malades.

Le cinquieme pole eft celui du nez, qui s'étend jufqu'au fommet de la tête fupérieurement, jufqu'à l'extrémité de la

lévre fupérieure inférieurement, & jufqu'aux oreilles inclufivement. On agit fur
ce pole, dans les dérangemens d'efprit,
lorfqu'il s'agit de rectifier les idées, de
corriger le moral, dans certaines furdités
& dans l'enchifrénement. On exige des malades qu'ils ne prennent point de tabac, ni
aucune poudre qui faffe éternuer, fur-tout,
lorfqu'on répand les odeurs magnétiques
dans la falle au grand cuvier. Le magnétifme eft alors fi puiffant, qu'on voit quelquefois les gouttes d'eau ruiffeler du nez,
& le front qui fe pèle. On agit encore fur
celui-ci dans certaines paralyfies, dans les
embarras au cerveau. On oppofe dans certaines circonftances ce pole à un autre ;
mais alors, il ne faut pas prendre de tabac ;
l'effet en eft ordinairement merveilleux.
M. Mefmer ne s'eft pas expliqué claire-
ment à cet endroit, & le fourire que j'ai
apperçu fur fes lévres, (ce qui lui arrive
rarement) m'a fait foupçonner quelque
chofe. Perfonne n'a eu l'indifcrétion de
lui en demander davantage, il nous a
feulement dit : *qui nares habent olfaciant.*

Le fixieme pole eft celui des yeux ;
l'action puiffante de celui-ci, fe croife &
fe marie avec le même pole de celui qui
magnétife. Pour que l'effet ait lieu, il faut
que les rayons de l'œil droit de l'agent,
frappent l'œil gauche du patient, c'eft-à-
dire que le pole de l'œil gauche de l'un
frappe le pole de l'œil droit de l'autre,
fans aucune diftraction & fans détourner
la vue, fans cette condition, l'effet eft
manqué.

M. Mefmer, au fujet du pole oculaire,
nous a dit que le *je ne fais quoi* qui a tant
embarraffé les Philofophes, ne confiftoit
que dans le mouvement d'attraction & de
répulfion du fluide magnétique d'un œil à
l'autre, & que lorfqu'on a dit,

« Il eft des nœuds fecrets, il eft des fympathies
» Dont par le doux accord les ames afforties
» Se livrent l'une à l'autre, & fe laiffent charmer
» Par un *je ne fais quoi* qu'on ne peut exprimer ».

Si l'on eut connu l'effet du magnétifme,
on eut trouvé facilement le mot de cette
énigme : on en eut trouvé bien d'autres,
comme la caufe de l'attraction, des affini-

tés chymiques, &c. Mais nous aurons lieu de développer ce grand principe qui eſt la clef de la nature ; revenons au pole ocu-laire. On fait agir ce pole, dont les effets ſont très-puiſſans, ſur-tout d'un ſexe à l'autre, lorſqu'il s'agit de ranimer la circu-lation du ſang, de réveiller le ton des parties engourdies, de dérider le front de ceux qui ſe livrent trop long-temps à la mélancolie, à la vie ſolitaire, à la miſan-tropie.

Pour éviter les propos & les clabauderies de certaines perſonnes qui enveniment tout, M. Meſmer a jugé à propos de for-mer un certain nombre d'éleves parmi les femmes, & de faire exercer le magnétiſme de femme à femme, ſur-tout pour l'action de ce pole, & du ſuivant. Madame Mar-tyne eſt déja très au fait de ce magnétiſme animal, & nous eſpérons avoir ſous peu de temps un nombre ſuffiſant de femmes adeptes, qui répandront par tout la lumiere avec le magnétiſme.

Le ſeptieme & dernier pole eſt celui des mains, qui ſe combine avec tous les autres,

autres, pour former les équateurs, & dont le centre eſt l'intérieur de la main. C'eſt le plus mobile de tous, & le plus aiſé à mettre en action ; ſes rayons convergens ſont, le bras, les quatre doigts & le pouce. Pour le faire agir, il ſuffit de mettre en direction vis-à-vis l'un de l'autre, les deux doigts indices, & de faire préſenter entre deux la partie de celui qu'on veut magnétifer. Il y ſent la même chaleur qu'on éprouve ſur le pole noir, lorſqu'on eſt bien magnétiſé.

Le nombre de ſept poles, nombre très-remarquable dans l'antiquité, qui eſt celui des ſept planetes, des ſept métaux, des ſept Sages de la Grece, des ſept merveilles du monde, des ſept jours de la ſemaine, des ſept notes de muſique, des ſept couleurs primitives &c., a été découvert par M. Meſmer, comme le plus commode & le plus concordant avec les corps céleſtes, qui influent ſur ceux de la terre, & on ne déſeſpere pas, d'après ce qu'il nous a inſinué, de trouver la planete de chaque pole, c'eſt-à-dire, un pole pour chaque planete. Qui ne ſait que le nombre impair eſt

B

toujours préférable : *Numero deus impari gaudet.*

Tous les poles forment des équateurs qui exigent les connoiffances les plus profondes en anatomie, & en aftrologie pour pouvoir parler de leurs rencontres, de leurs combinaifons, & de leurs influences ; j'ai remis cette inftruction à une autre fois, lorfque je rendrai compte du catéchifme fublime du magnétifme animal, commencé à Spa, fous les aufpices d'une vénérable Dame que je n'ofe nommer, & qui à force de le dévorer des yeux, nuit & jour, a eu le malheur d'en perdre la vue. La paralyfie qui s'y eft jointe, a déterminé M. Mefmer à lui confeiller de revenir à Paris, foit pour s'y faire magnétifer, foit pour y prendre l'exercice convenable à fon état. Dans les paraphrafes de ce catéchifme, nous parlerons des orbites & du cours des planetes, des cometes, de la gravitation, des affinités chymiques, & de tous les grands phénomenes de la nature. Il me fuffit aujourd'hui de donner une idée de la maniere dont on s'y prend pour magnétifer.

On s'affemble, pour cela, autour d'un baquet couvert & myftérieux, hériffé de branches de fer, comme on repréfente à-peu-près un aftre avec tous fes rayons ces fers affez aigus, placés alternativement, les uns de quatre pieds, les autres de deux, fervent à former un double rang autour du baquet. Chaque malade convenablement entortillé, foit autour du corps, du col ou des pieds, d'une corde qui fait le tour du baquet, dirige vis-à-vis le pole diaphrag-matique la pointe d'un de ces fers, & attend avec ferveur, quelquefois pendant fix heures de fuite, l'effet qui doit en réfulter. Plu-fieurs fe fervent de fers plus élevés qui aboutiffent à l'œil, à l'oreille ou au front ; ce qui forme un effet bizarre ; & j'ai fou-vent repréfenté à Mefmer qu'il falloit chan-ger cette pofition ; car toute la fociété reffemble, en vérité, je ne puis m'empêcher de le dire, à un concile de grues qui ont le bec dans l'eau ; mais vu le bien qu'on en retire on paffe par-deffus, & on fait bien que ceux qui y font, ne font pas des grues ; témoins tous les grands hommes qu'on y

voit journellement raffemblés. On forme
enfuite la chaîne, c'eft-à-dire que chacun
fe tient par les pouces, à peu-près un quart
d'heure ; c'eft ordinairement pendant la
chaîne, que furviennent les crifes, état
fort extraordinaire, mais néceffaire pour
guérir. La chaîne finie, chacun frotte fes
mains, & refpire le fluide magnétique qui
s'y eft accumulé. Alors les adeptes fe levent
pour aller magnétifer; ils ne fe mettent au
baquet que pour s'imprégner de ce divin
fluide, & le répandre enfuite. Mais foit par
politeffe, par hazard, ou par un privilege
dû à la beauté, les femmes jolies font prefque
toujours magnétifées les premieres, fouvent
les feules, par les adeptes. Ces Meffieurs
font armés d'une verge de fer (quelquefois
d'une autre matiere) d'environ dix pouces,
droite & un peu obtufe ; lorfqu'on craint
de fe fervir de la baguette, le doigt fuffit ;
l'indice eft le meilleur, & celui dont on fe
fert le plus fouvent, quoique celui du
milieu réuffiffe auffi bien ; alors on dirige
ordinairement la baguette ou le doigt,
vers le pole noir, dont les radiations,

comme je l'ai dit, s'étendent depuis le centre diaphragmatique jusqu'au nombril, jusqu'à la bouche chez les hommes, & jusqu'au bout du sein chez les femmes; on parcourt, en appuyant légérement, toutes les radiations de ce pole; enfuite on fixe une main vers le centre, & l'autre vers les omoplates, & l'on refte en cet état tout le temps convenable, les yeux toujours fixés fur ceux de la perfonne qu'on magnétife : ou bien, l'on pofe la main gauche à quelques pouces de diftance du fommet de la tête, tandis qu'on étend tantôt un feul doigt, tantôt tous les doigts de la main droite pour parcourir, fans jamais toucher le vifage, tous les poles qui s'y rencontrent; quelquefois on croife on décroife les deux index, on en porte un au-devant, & l'on fait mouvoir en même-temps la baguette vis-à-vis les différents poles du corps. Quelquefois & même le plus fouvent, on fe contente de magnétifer avec l'index & le pouce, frottés précipitamment l'un contre l'autre. C'eft ainfi qu'on fouftrait & qu'on rend à volonté le fluide

magnétique. D'autres fois, pour réveiller
la fensibilité chez les perfonnes qui en font
peu fufceptibles, on appuie fortement le
poingt fur la derniere vertebre ou fur le
facrum, & le pouce fur le creux de l'eftomac. Il eft difficile de foutenir cette
épreuve fans reffentir quelque effet. Lorfqu'on veut exciter quelque évacuation,
on appuie un peu fort fur le pole noir,
fur-tout du côté droit; M. Mefmer nous
a dit qu'il y avoit là-deffous une petite
poche prefque toujours pleine de liquide,
qui lâchoit par cette preffion ce fluide, &
qu'on obtenoit des évacuations par cette
manœuvre, le jour même ou le lendemain,
& toujours bilieufes.

C'eft pendant ces différens mouvemens
du magnétifme, que les crifes prennent
ordinairement aux femmes. Ces crifes
commencent par une petite toux, qui
devient convulfive, laquelle eft bientôt
fuivie de hocquets, de cris, de chants
extraordinaires; il y en a qui imitent
le chien, d'autres le chat, d'autres la
poule, &c. &c. &c.

Suivant les principes de M. Mefmer, il ne peut réfulter que du bien du magné-tifme; ainfi, fi vous fouffrez, tant-mieux, & vous guérirez plutôt; fi vous ne fouffrez pas, la cure fera plus longue, mais elle fe fera : fi vous avez des crifes, c'eft un grand bien; fi vous n'en avez pas, c'eft un petit mal; mais tout ira bien. Tel eft l'effet conf-tant de cet incompréhenfible magnétifme, qui fe communique par le fon, par les glaces, par les mains, par les yeux, &c.

Mais il arrive quelquefois que fon cours eft interrompu par la préfence de certains corps, dont les vrais adeptes feuls con-noiffent la vertu.

Par exemple, une jeune fille, nommée Marguerite, eut le dix-huit du mois d'Avril dernier une crife violente; malgré les ba-guettes, les doigts dirigés vers elle, la crife redoubloit, on s'inquiete; mais le génie ouvrant les yeux des adeptes, ils s'écrient *unâ voce*, voici deux cannes oubliées dans ce coin; on les ôte avec tranfport, & peu à peu l'accès diminue. Certainement, per-fonne ne fe feroit douté que deux cannes

B 4

puſſent produire un tel effet, c'eſt bien-là le cas de ſe proſterner & de dire ſur le bord de l'abîme, ô profondeur !

Il eſt d'autres effets du magnétiſme plus frappants encore. La fille de Madame de.... fut conduite chez Meſmer, le 22 du mois d'Avril ; elle ſe plaignoit de quelques douleurs à la poitrine. Madame la Marquiſe, & ſa femme-de-chambre l'accompagnoient ; mais ô puiſſance inconcevable ! ô prodige ! la jeune Demoiſelle tombe dans une criſe des plus violentes qu'on ait encore vu au traitement : en effet, pendant ſoixante - douze heures de ſuite, cette perſonne perd connoiſſance, ſe leve, tombe, crie, ſuffoque, pouſſe des rugiſſements affreux ; ſa femme - de - chambre bien portante, voyant depuis douze heures cette jenne Demoiſelle dans cet état, ne peut s'empêcher de tomber auſſi en catalepſie, ſe roule par terre, & crie preſque auſſi haut que ſa maîtreſſe ; la petite Marguerite, ſi connue par ſes criſes, tombe de compagnie, & voilà ces trois individus ſe culbutant, ſe précipitant, cul par deſſus

tête, grinçant des dents, tirant de leurs
gofiers des cris épouvantables ; les cheveux
dreffent à la tête des adeptes, encore peu faits
aux grandes chofes ; ils invoquent le fecours
& la préfence de Mefmer : il arrive ce grand
homme, tranquille & ferein ; on l'annonce
avec tranfport ; il entre, & fe voit affailli
par nos trois convulfionnaires qui le cou-
vrent de baifers. Il étend par terre la Demoifelle, la magnétife, fes cris diminuent ;
la femme-de-chambre refte en extafe, &
Marguerite fe contente de beugler ; mais
ce ne fut qu'un moment de calme, & un
quart-d'heure après, la fcène recommence
de plus belle ; elle a été terminée par la
crife de trois autres Dames.

Un fait auffi extraordinaire que le précé-
dent, mais qui n'eft pas moins vrai, & dont
plus de cent perfonnes ont été témoins,
eft le fuivant. Il y a quelques jours que M.
Mefmer magnétifa, à l'infu de tout le
monde, le cadran qui eft dans fa cour ; il
envoya la petite Marguerite voir l'heure à
ce cadran, & auffi-tôt qu'elle y eut porté

les yeux, elle tomba dans une crife des plus violentes.

Qu'on ofe nier le pouvoir de Mefmer après de tels faits ? Cet homme fublime joint encore le défintéreffement & la générofité à la fcience ; il loge, nourrit plufieurs de fes malades, & les traite gratuitement; entr'autres M. Court de Gebelin (1).

Mais quelle eft la découverte qui n'a pas été en butte, dans fa naiffance, à tous les traits de la calomnie & de la perfécution ? N'eft-on pas venu troubler M. Mefmer jufque dans fes fonctions, & lui rire au nez ? Ne lui a-t-on pas dit à lui-même,

---

(1) On fait la perte irréparable que le Magnétifme vient de faire dans ce principal adepte, qui, dans la nuit du 13 au 14 Mai, a fuccombé à la violence de fon mal, à deux pas du baquet fur lequel on s'empreffoit, mais trop tard, de le porter.

De mauvais plaifans fe font déja permis de répandre dans le Public cette méchante Epitaphe :

> Ci gît ce pauvre Gebelin,
> Qui parloit grec, hébreu, latin :
> Admirez tous fon héroïfme ;
> Il fut martyr du Magnétifme.

qu'il étoit un imposteur, un ignorant, un homme avide, un jongleur, un bateleur, un charlatan. Aussi l'a-t-on vengé: on voit chez lui deux tableaux allégoriques, qui expliquent toute sa découverte, & la ruine totale de la Médecine.

Le premier, que l'on trouve dans la premiere piece, en entrant par le petit escalier à droite & près des croisées, est un dessin de vingt pouces sur seize, lavé à l'encre de la Chine, rehaussé de blanc, représentant un grand jeune homme presque nud, une flamme sur la tête, la main droite étendue au-dessus d'une Déesse assise au pied d'un autel cylindrique, ayant pour inscription ces mots : MAGNÉTISME ANIMAL. On apporte à cette Déesse des malades sur des brancards: dans le fond à droite, est un temple en rotonde orné de colonnes, autour duquel est un grouppe de figures; on voit à gauche, une autre Divinité enveloppée de nuages, renversant de la main gauche un mortier d'apothicaire, & de la droite tenant un foudre étincelant qu'elle lance sur deux figures terrassées,

nues , hideufes , & telles que l'on repréfente les Furies ; une d'elles tient encore le
pilon d'un mortier , & brife par fa chûte
deux vafes antiques , fur lefquels font gravés
thériaque & *quinquina.* Dans le fond, &
dans la demi-teinte, on apperçoit un homme
en perruque & en robe longue , prenant la
fuite vers un édifice détruit , & faififfant de
la main droite la Mort qui l'accompagne.
Au bas du tableau & fur une des pierres des
ruines de cet édifice eft écrit en groffes
lettres , SCHOLÆ MEDICÆ.

Le fecond tableau , à peu près de même
grandeur , à gauche de la porte de la falle
aux crifes , repréfente pour figure princi-
pale une femme qui a la lune fur la tête ,
avec une couronne d'étoiles ; elle tient à
la main une baguette femblable à celle dont
on fe fert chez M. Mefmer , & grave fur
la bafe d'une pyramide antique & tronquée,
cette infcription , MAGNÉTISME ANIMAL
MESMERO IMMORTALI. La pyramide
eft couverte d'hyéroglyphes , & au fommet
eft un phénix dans fon brafier. Au bas ,
font de petits Génies grouppés , traçant les

cercles de différentes planetes. Un peu à gauche, on apperçoit des malades qui implorent le fecours falutaire de cette Déeffe; & plus loin eft une femme drapée, emportant fon enfant qui a l'air rachitique. La fcene eft éclairée par la lune en fon plein ; & dans le fond, il y a des grouppes d'enfants occupés à brifer des pots remplis de drogues.

L'idée de ces tableaux a paru fort ingénieufe; on a remarqué feulement que le mortier & le pilon étoient de trop, & ne pouvoient donner que l'idée d'une guerre d'apothicaires. Il y avoit, ce me femble, d'autres manieres de repréfenter un appareil médical ; mais les tableaux n'en font pas moins ingénieux.

Voilà ce qu'on gagne à perfécuter quelqu'un qui ne le mérite pas.

Tels font les principaux objets qu'on remarque chez M. Mefmer. Avant de finir, je ne peux me difpenfer de répondre à quelque bruits qui font autant de traits de calomnie répandus fur le compte de ce grand Homme.

Le premier a pour objet Mademoifelle

Paradis, née à Vienne en Autriche, réſi-
dente aujourd'hui à Paris, qui touche du
forte-piano au Concert ſpirituel, & que tout
le monde peut voir. On a prétendu qu'elle
étoit aveugle, & qu'elle l'étoit devenue
entre les mains de M. Meſmer. Je ſuis
obligé, par attachement pour mon maître,
& pour l'honneur de la vérité, quoique
M. Meſmer ne m'en ait pas prié, de dire
qu'il n'y a peut-être jamais eu d'exemple
d'un pareil artifice. Si M. Meſmer étoit une
perſonne intéreſſée, ſi Mademoiſelle Paradis ne l'étoit pas, on pourroit ajouter foi à
ce qu'on débite. Mais quand on connoît
tout ce que l'avidité peut ſuggérer, &
juſqu'à quel point Mademoiſelle Paradis a
pouſſé l'ingratitude & la perfidie; on ne
ſera plus étonné du rôle indigne qu'elle
joue & qu'elle ſoutient juſqu'au bout, le
tout pour faire piece à Meſmer. Croira-t-on
que cette Demoiſelle a le talent de faire
l'aveugle, comme ſi elle n'y voyoit pas,
pour exciter l'intérêt & la commiſération?
C'eſt un fait que nous avons vérifié & qui
ne peut laiſſer aucun doute à l'eſprit. O

mânes de M. Bourgade, vous qui étiez
parfaitement inftruit de toute cette manœuvre fecrete, je vous prends à témoin,
ainfi que tous ceux qui étoient au baquet
avec vous, l'avant-veille de votre mort;
que ne diriez-vous point de toutes ces per-
fidies, de tous ces myfteres d'iniquité, fi
vous viviez ? Mais tirons le voile fur toutes
ces noirceurs.

Le fecond trait de méchanceté contre
M. Mefmer, a pour objet une Demoifelle
de qualité, qu'on dit avoir choifi la chambre aux crifes pour y accoucher. Voici de
quelle maniere ce fait controuvé a été rendu.

« Une Demoifelle de qualité, hydro-
» pique, comme on dit, jufqu'aux oreilles,
» a été chez M. Mefmer pour fe faire
» magnétifer. L'effet du magnétifme a
» été fi prompt, qu'elle a rendu toute
» fes eaux ; mais il s'y eft trouvé un corps
» vivant qui faifoit des cris à tue-tête. Cet
» enfant, fur lequel on fonde les plus belles
» efpérances pour la gloire du magnétifme
» animal, a été expofé, comme un autre
» Moïfe, fur les eaux, & on attendra

» un jour fa venue comme celle d'un nou-
» veau meſſie.

Or, je demande à tous ceux qui vont
chez M. Meſmer, s'il y a la moindre vrai-
ſemblance dans ce récit.

Un autre trait de méchanceté, c'eſt
d'avoir attribué au magnétiſme la mort
de M. Cochin, & l'état déplorable ou
ſe trouvent aujourd'hui Madame Landay,
femme d'un Huiſſier, Madame Etienne,
Monſieur Neveu &c. &c., tandis qu'il eſt
avéré, que bien loin de tuer les gens, le
magnétiſme donne de nouvelles forces aux
malades, témoin la ſcène qui s'eſt paſſée
chez M. Deſlon, & dont tout Paris a été
inſtruit : je veux parler d'un ſatyriaſis ſur-
venu ſubitement à un Monſieur, à la vue
d'une jeune Demoiſelle qui étoit avec ſa
mere ; les choſes alloient ſi loin, que la
mere ſe leva pour y mettre ordre ; mais
M. Deſlon s'écria d'une voix prophétique,
Laiſſez, laiſſez les faire, ou ils mourront.
Et c'eſt ce trait-là, que des gens mal inſ-
truits, diſent s'être paſſé chez M. Meſmer.

Un autre trait de calomnie ou d'igno-
rance

rance craffe, c'eft la prétendue découverte de fon agent, qu'on a dit être l'efprit de vitriol mis dans les baquets, &
qui échauffe, dit-on, les barreaux de fer.
D'autres ont prétendu que c'étoit l'acide
phofphorique pur, fous forme de verre,
figuré en tablettes, & dont on forme fur
le corps un appareil magnétique. Mais ne
faut-il pas être dépourvu de tout fens &
de toute raifon, pour croire qu'un homme
comme Mefmer, qui a trouvé la clef de
la nature, le principe de toutes chofes,
la pierre philofophale même, quoiqu'il n'en
dife rien, ait recours à des moyens fem-
blables, dont un fimple Médecin des urines
rougiroit. Qu'on confulte d'ailleurs les
adeptes là-deffus, & on faura complette-
ment à quoi s'en tenir.

Le cinquieme trait de méchanceté eft la
comparaifon impertinente qu'on fait entre
M. Mefmer & le Chevalier Digby; & le
tout, parce qu'ils ont excité tous deux le
même enthoufiafme à Paris, & qu'ils y
ont gagné beaucoup d'argent. Mais quelle
différence entre ces deux perfonnages !

D'abord le Chevalier Digby n'étoit pas Médecin ; & M. Mesmer l'est.

En second lieu, le Chevalier Digby étoit une espece de fou, un aventurier ; & M. Mesmer ne l'est pas.

3°. Le Chevalier Digby avoit acheté le secret de la poudre sympathique d'un Moine Italien; il est constant que M. Mesmer n'a point acheté le secret du magnétisme.

4°. La poudre sympathique n'est autre chose que du vitriol blanc calciné, enfin une chose visible & palpable. Le principe de M. Mesmer échappe à tous les sens; c'est un être que personne n'a encore touché, ni vu, ni connu.

5°. Le Chevalier Digby ne se servoit ni de cuvier ni de baguette, employoit par fois des paroles, ne magnétisoit pas, n'agissoit point par signes. M. Mesmer emploie des cuviers, des barres de fer, des cordes; magnétise, fait des signes, & se sert d'une baguette, sans prononcer le plus souvent la moindre parole.

6°. Le Chevalier Digby ne voyoit ni ne touchoit les malades; ordinairement

M. Mefmer les touche, ou les fait toucher.
Il eft vrai qu'à cet égard, il y a quelque
reffemblance, mais non pas une parfaite
conformité.

7°. Le Chevalier Digby étoit un impof-
teur, un vrai charlatan, a trompé les Rois,
les Grands & le Peuple; on ne peut pas en
dire autant de M. Mefmer. Où font d'ailleurs les cures du Chevalier Digby? Celles
de M. Mefmer font auffi démontrées que
l'exiftence de fon principe.

8°. Le Chevalier Digby guériffoit prin-
capalement les hémorrhagies; M. Mefmer
ne donne pas exclufivement dans cette partie; il guérit tout, le moral & le phyfique.

9°. Le Chevalier Digby prenoit de l'u-
rine, ou des cheveux, ou des rognures
d'ongles du malade, qu'il mêloit à la
poudre fympathique. Il eft conftant que
M. Mefmer n'a jamais rien pris de tout cela;
c'il avoit quelque chofe à prendre do foo
malades, ce n'eft pas à une pereille mar-
chandife qu'il s'attacheroit. On rend bien
peu de juftice à fes connoiffances.

10°. Le Chevalier Digby, pour mieux

en impofer, mêloit de fa poudre à fa propre
urine, lorfqu'il étoit malade, & ne vouloit
rien prendre. M. Mefmer n'eft pas fi dupe;
lorfqu'il eft vraiment malade, il appelle
un Médecin ou un Chirurgien, comme il
l'a fait dans fa derniere maladie, lorfqu'il
demeuroit au Marais, rue des Quatre-Fils.
D'ailleurs, il eft partifan de quelques re-
medes, de la crême de tartre & de la ma-
gnéfie blanche; il abhorre la thériaque &
le quinquina; il n'en vient à l'émétique que
dans les cas défepérés.

On a prétendu établir encore une ana-
logie entre la théorie & la pratique de Mefmer, & celle du Chevalier Digby; parce
que celui-ci donnoit la fievre aux arbres,
& que M. Mefmer les magnétife; mais n'y
a-t-il pas une différence énorme entre magnétifer un arbre, & lui donner la fievre?

D'ailleurs, pour être convaincu de la
difparité des deux perfonnages, il fuffit de
mettre fous les yeux du Lecteur la troifieme
Scène de *la Fille Médecin*, piece dans laquelle la théorie du Chevalier Digby eft
expofée en entier. Voici cette Scène:

LE MÉDECIN SYMPATHIQUE.

Le logis de M. Géronte , eſt-ce là ?

GERONTE.

Oui , voici ma maiſon , Monſieur , & me voilà.

CRISPIN.

Voici le Médecin en queſtion ſans doute, à ſa mine.

ERASTE.

Dans peu nous le ſaurons. Ecoute.

LE MÉDECIN SYMPATHIQUE.

Votre fille a , dit-on , beſoin de mon ſecours ,
Monſieur, & je viens mettre une allonge à ſes jours.
La ſanté par mes ſoins à qui tout eſt facile ,
Va faire élection chez vous de domicile ;
Car je guéris par-tout où je me vois mandé,
Tutò , citò , Monſieur , & ſur-tout *jucundè*.

GERONTE.

Mais par malheur pour moi , ma fille prévenue
D'un autre Médecin qui dès hier l'avoit vue ,
S'étant ſur ce chapitre expliquée aujourd'hui,
Ne veut ſe laiſſer voir à perſonne qu'à lui ,
J'en ſuis fâché, Monſieur; car pour ne vous rien taire,
Vous ne ſauriez la voir.

LE MÉDECIN.

Il n'eſt pas néceſſaire ;

C 3

Et je puis sans cela la guérir dès ce soir.

GERONTE.

Quoi ! vous la guérirez sans la voir !

LE MÉDECIN.

Sans la voir.

Cela ne sert de rien.

GERONTE.

L'admirable méthode !
Je suis ravi, Monsieur, de vous voir si commode ;
Et sans perdre de temps, puisque votre bonté
Veut bien lever pour nous cette difficulté ,
Je vous vais de son mal faire un récit sincere ,
Afin que vous sachiez.

LE MÉDECIN.

Il n'est pas nécessaire ;
Que je le sache ou non , tout cela m'est égal.

GERONTE.

Quoi! Monsieur, sans la voir & sans savoir son mal,
Vous guérirez ma fille !

LE MÉDECIN.

Et cent autres comme elle !
J'ai trouvé pour guérir une mode nouvelle,

Prompte , sûre , agréable & facile.

GERONTE.

Tant mieux.

CRISPIN.

Voici quelque forcier.

ERASTE.

Ou quelque cerveau creux.

GERONTE.

Puifque vous ne voulez ni la voir ni l'entendre ,
Dites-nous, que faut-il, Monfieur, lui faire prendre?

LE MÉDECIN.

Rien du tout.

GERONTE.

Rien du tout! quand vous traitez quelqu'un ;
Quoi ! vous n'ordonnez pas quelque remede ?

LE MEDECIN.

Aucun.

GERONTE.

Et fans favoir fon mal, fans le voir , fans remede ;
Vous le guériffez?

LE MÉDECIN

Oui.

GERONTE.

Certes , il faut qu'on vous cede
Les autres Médecins vont être défolés.

LE MÉDECIN.

Les autres Médecins, Monsieur, dont vous parlez,
Sont gens infatués d'une vieille méthode,
Qui n'ont pas le talent d'inventer une mode
Pour guérir un malade.

GERONTE.

Allons, de grace, au fait
Quelle cause produit ce surprenant effet?
Que faut-il pour guérir Lucile qui s'obstine?

LE MÉDECIN.

De ses ongles rognés, ou bien de son urine,
Ou même, si l'on veut, de ses cheveux; après,
Par l'occulte vertu d'un mixte que je fais,
Je prétends la guérir, fût-elle en Amérique.

LISETTE *à part.*

Je gage que voici le Docteur sympathique
Dont on a tant parlé.

GERONTE.

Le secret me surprend.
Mais comment se produit un miracle si grand?
Comment s'opere-t-il? Voyons, je vous en prie.

LE MÉDECIN.

Il est par cette vertu dite de Sympathie :

Voici comment. Ce font des effets merveilleux.
De ces ongles rognés, Monfieur, de ces cheveux,
Ou bien de cette urine, il fort une matiere,
Comme de tous nos corps, fubtile, finguliere,
Que Démocrite appelle, en fes doctes écrits,
Atômes, petits corps, Monfieur, que je m'applique
A guérir par l'effort d'un mixte fympathique.
Ces petits corps guéris, dès ce moment, dès-lors
Vont à travers de l'air chercher les petits corps
Qui font fortis du corps du malade ; de grace,
Suivez-moi pas à pas ; ils pénetrent l'efpace
Qui les a féparés, depuis qu'ils font dehors,
Sans s'arrêter jamais aux autres petits corps,
Qui font fortis du corps de quelqu'autre ; de forte
Qu'ayant enfin trouvé dans l'air qui les tranfporte
Les petits corps pareils à ceux dont nous parlons,
Les fufdits petits corps, comme des poftillons,
Guéris par la vertu du mixte fympathique,
Leur portent la fanté que je leur communique ;
Et le malade alors reprenant fa vigueur,
Se fent gaillard, difpos, fans mal & fans douleur.

CRISPIN.

Ainfi ces petits corps qui vont avec vîteffe,
Emportent par écrit avec eux leur adreffe ;
Et pour connoître ceux qu'ils vont chercher fi loin,
Sans doute ils font marqués, Monfieur, à quelque
      coin.

GERONTE.

Maraut, te tairas-tu? Mais, Docteur, écoutez:
Ce remede eſt-il ſûr ?

LE MÉDECIN.

Sûr ? ſi vous en doutez,
Qu'un malade ait la fievre, & qu'on me donne en
main
De ſes ongles rognés, de ſes cheveux; ſoudain,
Les mettant dans un arbre avec certains mélanges,
Mon mixte produira des prodiges étranges;
Et par un changement que l'on admirera,
L'homme perdra la fievre, & l'arbre la prendra.

CRISPIN.

Ainſi, ſi vous vouliez, vous donneriez les fievres
A toute la forêt d'Orléans.

GERONTE.

Si tes levres, &c.

'Ainſi, il eſt évident, comme on le voit
par cette Scène, qu'il n'y a aucune reſ-
ſemblance entre la théorie ou la pratique
de M. Meſmer & celles du Chevalier Digby.

Le ſixieme & dernier trait de méchanceté, ſi toutefois on ſe borne à ce nombre,

eft le parallele que quelques prétendus beaux-efprits font entre les adeptes & ceux à qui on faifoit voir, à la foire de Beaucaire, un cheval qui avoit la tête où les autres ont la queue, & la queue où les autres ont la tête, c'eft-à-dire, qui étoit attaché au râte-lier par la queue. On ajoute que le domef-tique chargé de le faire voir, avoit foin de dire à ceux qui avoient donné leur argent, & qui prétendoient le retirer : *Ne dites rien ; un autre s'y attrapera.* Ne voit-on pas que cette mauvaife plaifanterie tombe d'elle-même ?

Mais une chofe fur laquelle il ne paroît pas fi aifé de juftifier M. Mefmer, c'eft la conformité de fa doctrine avec celle de Wir-dig, Médecin Allemand. J'avoue qu'il y a beaucoup de rapport entre ces deux grands Hommes ; cependant on ne trouve dans Wirdig ni l'hiftoire des cannes, ni celle du cadran ; ce point, d'ailleurs, a été profon-dément examiné & difcuté dans une affem-blée d'adeptes. On en étoit au fameux cha-pitre de Wirdig, fur le *Magnétifme & le Sympathéifme*, qui eft le XXVIIe ; & l'on alloit conclure, lorfqu'on entendit une voix qui cria, *Et la baguete ;* & un autre qui fembloit faire chorus , échappa , *Et la recette.* Quand je vis que les chofes tour-noient en plaifanteries (car il fe trouve toujours des faux-freres), je me retirai plein d'indignation , très - réfolu de ne plus me trouver à ces fortes d'affemblées. Le fond de la queftion refta donc indécis ; mais je me propofe de prouver que , fi M. Mefmer n'eft pas l'Auteur de cette découverte, il l'a prodigieufement perfectionnée , & en a fu tirer le plus grand parti.

Ces chofes étant bien démontrées, & la calomnie détruite , il ne me refte plus qu'à rendre graces à M. Mefmer de m'avoir tiré de l'état déplorable où je me trouvois. Per-clus de la moitié du corps , & n'ayant de libre que les yeux , le nez , les oreilles, la parole & les mains , on a été obligé de me jetter fur le cuvier. J'y ai été fur ce divin cuvier , mon cher Lecteur ; je ne fuis pas encore guéri ; mais je me trouve beaucoup mieux , à de grands maux d'eftomac & un petit rhume près , mes jambes perclues , ma fanté va bien ; ma langue ainfi que ma plume font très-libres comme vous voyez ; & mon exemple doit vous encourager à vous faire magnétifer. Si vous êtes homme de Lettres, comme moi, il ne vous en coûtera rien, & vous pouvez vous préfenter hardiment fans argent. Si vous avez une femme, des enfants, vous pouvez fans rifque les y amener.

La derniere précaution que M. Mefmer vient de prendre, doit entiérement raffurer le Public fur les alarmes que quelques dé-votes ou quelques maris jaloux ont fait naître au fujet des rifques que la vertu des femmes pouvoit y courir. Pour y obtem-pérer, & pour étouffer ce bruit dans fa naiffance, M. Mefmer a fait pofer une affiche, en très - gros carractères, le 27 Avril 1784, fur la porte de la falle aux crifes, par laquelle il prie inftamment le Public de ne point y entrer. Cette précau-tion étoit néceffaire, vu les pamphlets qu'on lâchoit contre le magnétifme pratiqué d'homme à femme dans cette falle, fur laquelle la malignité s'eft le plus exercée ;

& je vous protefte que, quoiqu'il foit vrai
que les Meffieurs y magnétifent des Dames
en particulier; ces Dames & ces Meffieurs
font fi honnêtes, qu'on peut être certain
qu'il ne s'y eft jamais rien paffé contre la
décence ni contre l'honnêteté. C'eft ce
que je ne puis trop répéter.

F I N.

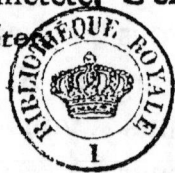